Mona AbouSamra
Mona Basha

Uma promissora formulação in situ em gel para a cura de feridas

Mona AbouSamra
Mona Basha

Uma promissora formulação in situ em gel para a cura de feridas

ScienciaScripts

Imprint

Any brand names and product names mentioned in this book are subject to trademark, brand or patent protection and are trademarks or registered trademarks of their respective holders. The use of brand names, product names, common names, trade names, product descriptions etc. even without a particular marking in this work is in no way to be construed to mean that such names may be regarded as unrestricted in respect of trademark and brand protection legislation and could thus be used by anyone.

Cover image: www.ingimage.com

This book is a translation from the original published under ISBN 978-613-9-92946-7.

Publisher:
Sciencia Scripts
is a trademark of
Dodo Books Indian Ocean Ltd. and OmniScriptum S.R.L publishing group

120 High Road, East Finchley, London, N2 9ED, United Kingdom
Str. Armeneasca 28/1, office 1, Chisinau MD-2012, Republic of Moldova, Europe
Printed at: see last page
ISBN: 978-620-5-65646-4

Tabela de Conteúdos

Abstrato

A cicatrização de feridas após lesões cutâneas é um fenómeno natural que normalmente carece de qualidade, rapidez, e estética. Assim, o objectivo deste estudo era fabricar um novo gel de Cefadroxil (CDX) de fácil aplicação *in situ* carregado com nanopartículas de quitosano (CDX-CSNP) que pudesse promover a cicatrização de feridas, capaz de inibir a possível infecção bacteriana que as acompanha. As nanopartículas foram preparadas por técnica de emulsão dupla e a influência dos parâmetros de formulação na eficiência de aprisionamento de drogas (EE%), tamanho das partículas (PS), índice de polidispersidade (PDI) e potencial zeta (ZP) foram investigados utilizando um desenho factorial completo. Os resultados mostram que o CDX-CSNP1 optimizado composto de quitosano de baixo peso molecular (0,2%w/v) foi esférico com EE%, PS, PDI e ZP de 84,25±0,02, 408,30±53,17 nm, 0,458± 0,048 e 22,80± 0,57 mV, respectivamente. Estudos de DSC e XRD confirmaram a natureza amorfa do medicamento. Depois de garantir a segurança e não toxicidade do gel *in situ* CDX- CSNP1 através do estudo citotóxico, a actividade antibacteriana foi avaliada utilizando um modelo de infecção da pele de rato contra *Staphylococcus aureus*. Em comparação com os ratos tratados com CDX livre, o grupo tratado com CDX-CSNP1 revelou um notável processo acelerado de cicatrização de feridas e depuração bacteriana que foi ainda confirmado pelo exame histopatológico de biópsias de pele.

CAPÍTULO 1

Introdução

A sobrevivência e saúde do corpo humano dependem principalmente da força e eficácia do sistema imunitário, sendo o constituinte mais importante a pele (Lu, Lu et al. 2017). Actuando como primeira linha de defesa contra o ambiente externo, a pele representa a principal barreira contra substâncias e/ou organismos exógenos, pelo que quaisquer danos na pele resultam em falhas inesperadas no sistema imunitário (Lee, Jeong et al. 2006). Uma ferida é um dos processos mais complicados que afecta a pele, a sua integridade e função, bem como influencia os tecidos profundos subjacentes, resultando em inflamação e infecção (Li, Huang et al. 2010, Stechmiller 2010). A incidência de feridas é geralmente acompanhada de ataque microbiano que, através da sua infecção e colonização, pode causar danos destrutivos nos tecidos. Como resultado, as lesões teciduais prolongam a duração do período de cicatrização da ferida, o que consequentemente aumenta o custo dos cuidados de saúde (Fonder, Lazarus et al. 2008, Kumar, Kirubanandan et al. 2008). Entre as várias espécies bacterianas que afectam feridas, Proteus species, *Staphylococcus aureus, Enterococcus species e Escherichia coli* são as mais prevalecentes (Gadepalli, Dhawan et al. 2006, Dowd, Sun et al. 2008).

A cura de feridas é geralmente promovida ao proporcionar um ambiente húmido no local afectado estimulando a migração e proliferação das células epiteliais a partir das margens do leito da ferida permitindo a remodelação da área danificada (Baranoski e Ayello 2012). Assim, um curativo adequado desempenha um papel crucial na aceleração do processo de recuperação minimizando os riscos de infecção sistémica (Sakai, Tsumura et al. 2013). Este penso para feridas deve ter propriedades inchantes bem como antibacterianas capazes de absorver qualquer exsudado de ferida e, ao mesmo tempo, ajudar a suprimir o provável crescimento bacteriano (Liu, Sun et al. 2013, Kozicki, Kolodziejczyk et al. 2016). Portanto, a fim de acelerar e realizar o processo de cura, foram explorados nas últimas décadas numerosos tipos de curativos de feridas compostos principalmente de polímeros biocompatíveis e biodegradáveis, tanto naturais como sintéticos. Um dos polímeros mais investigados é o quitosano, um polissacárido natural composto principalmente de unidades repetidas de N-glucosamina e N- acetil glucosamina (Bowman e Leong 2006, Lu, Lu et al. 2017). O quitosano tem sido largamente utilizado para a construção de pensos para aplicação no tratamento de feridas (Yuan, Li et al. 2015, Fan, Yang et al. 2016). Sendo hemostático, biocompatível, não tóxico, com elevada capacidade de absorção de líquidos para além da actividade antibacteriana relatada, os pensos para feridas de quitosano foram desenvolvidos para uma aplicação conveniente. Estes tipos de pensos mantêm uma condição hidratada ideal para a reparação de feridas na pele em plena espessura, bem como em zonas de tecidos degenerados feridos (Agnihotri, Mallikarjuna et al. 2004, Lai e Lin 2009, Ozcelik, Blencowe et al. 2014).

Para a aplicação eficiente de pensos para feridas, os hidrógeles termo-sensíveis *em svYw-forming* são utilizados de forma interessante em áreas traumatizadas actuando como uma solução de fluxo livre à temperatura ambiente, transformando-se num gel facilmente moldável que preenche a área afectada à temperatura do tecido ferido (Miguel, Ribeiro et al. 2014). A transição sol-gel dos hidrogéis termossensíveis depende da mudança de temperatura numa determinada gama sem necessidade de reacções químicas ou da presença de ligações cruzadas, pelo que são muito seguros para serem aplicados em locais feridos (Li, Fan et al. 2015). Além disso, a natureza porosa e hidratada dos hidrogéis contribui para o ambiente húmido favorável à cicatrização de feridas capazes de re-hidratação de tecidos mortos (Hori, Sotozono et al. 2007, Tran, Joung et al. 2011). Além disso, um dos materiais clinicamente mais eficazes que são utilizados para a cicatrização e regeneração da pele é o colagénio, uma das principais proteínas da matriz extracelular (ECM) (Rao 1995). A incorporação de quitosano com colagénio é conhecida por aumentar a resistência mecânica, devido à formação de um complexo iónico entre o quitosano com carga positiva e o colagénio com carga negativa (Lee, Kim et al. 2004). Muitos investigadores têm vindo a estudar a cooperação do quitosano com o colagénio, fazendo o maior benefício das suas propriedades combinadas na cura de feridas (Mahmoud e Salama 2016).

Como mencionado anteriormente, um dos maiores desafios que o processo de cicatrização enfrenta é a contaminação microbiana, levantando a necessidade urgente e substancial da integração de antibióticos nos pensos da ferida, a fim de controlar a possível infecção bacteriana. Cefadroxil 7-[D-(-)-a-amino-α -(4 hidroxifenil)-acetamido]-3- metil-3-cefam-4 ácido carboxílico (CDX), é um importante antibiótico de largo espectro que pertence à primeira geração de cefalosporina semi-sintética (Zayed e Abdallah 2004). O CDX provou ser altamente eficaz contra infecções cutâneas bacterianas de Gram negativo e Gram positivo (Kim, Kim et al. 2000, Bucko, Hunt et al. 2002). Ao longo das últimas décadas, as nanopartículas (NPs) têm sido amplamente exploradas no campo biomédico e as suas aplicações têm sido consideravelmente expandidas (Pati, Mehta et al. 2014). Entre as várias aplicações relatadas, as NPs têm sido amplamente utilizadas no diagnóstico (Hong, Kai et al. 2008), para o fornecimento de agentes terapêuticos (Zhang, Gu et al. 2008), para além da capacidade de controlar infecções bacterianas tanto em queimaduras como em feridas cutâneas (Luan, Wu et al. 2012). Devido às propriedades únicas e vastas propriedades químicas, físicas e eléctricas dos NPs, bem como à sua capacidade de funcionalização (Gilbertson, Goodwin et al. 2014), surgiu o desenvolvimento de novos nanocarriers biomédicos para o aumento dos antimicrobianos convencionais actualmente disponíveis (Fazli e Shariatinia 2017, Zhang, Liang et al. 2017).

Até agora, e tanto quanto sabemos, não foram relatados quaisquer estudos sobre a produção de nanopartículas de quitosano carregadas com CDX como curativo de feridas. Além disso, as propriedades antibacterianas resultantes da combinação de CDX e quitosano ainda não foram investigadas. Assim, o presente estudo aborda o nosso trabalho para explorar a viabilidade da produção de curativos *in situ de* gel antimicrobiano para feridas contendo nanopartículas de quitosano carregadas com

CDX. Foi investigada a influência de algumas variáveis de formulação nas propriedades físico-químicas das nanopartículas preparadas, e depois optimizada a selecção das nanopartículas de quitosano CDX carregadas com CDX óptimas. Após incorporação e caracterização das nanopartículas no gel *in situ* formado, a formulação concebida foi avaliada para determinar a sua eficácia como um penso antimicrobiano húmido capaz de promover a cicatrização de feridas, bem como ter a capacidade de inibir a possível contaminação bacteriana.

CAPÍTULO 2

Materiais e Métodos

2.1. Materiais

A Cefadroxil foi gentilmente doada pela Memphis Pharmaceutical Company, Cairo, Egipto. Entre 80 (polioxietileno sorbitan monooleato), M. Wt chitosan baixo (50.000-190.000 Da), M. Wt chitosan alto (310.000-375.000 Da), gliceril monostearte (GMS), Poloxamer 407 (P407), e membrana de celulose (corte de peso molecular 12.000-14.000) foram comprados à Sigma Chemical Company, St. Louis, EUA. Todos os outros reagentes eram de qualidade analítica fornecidos pela El-Nasr Company for Pharmaceutical Chemicals, Cairo, Egipto.

2.2. Métodos

2.2.1. Concepção da Experiência

Foi utilizado um 2^2 design factorial completo para a preparação de nanopartículas de quitosano carregadas com CDX utilizando o software Design Expert® 8.0.4, a fim de explorar o efeito das variáveis de formulação seleccionadas. Na presente concepção, foram investigados dois factores; X1: o peso molecular do quitosano (M. Wt CS) e X2: a concentração de quitosano utilizada, ambos estudados a dois níveis e as execuções experimentais foram realizadas em todas as quatro combinações possíveis. A eficiência de aprisionamento (EE%) (Y1), tamanho da partícula (PS) (Y2), índice de polidispersidade (PDI) (Y3) e potencial zeta (ZP) (Y4) foram escolhidos como respostas dependentes (Tabela 1). A ANOVA foi realizada para avaliar o nível de significância dos factores testados sobre as respostas seleccionadas, bem como as interacções entre estes factores. Os valores P < 0,05 são considerados estatisticamente significativos.

Quadro 1. Formulação de nanopartículas de quitosano carregadas com CDX usando 2^2 design factorial completo

Factors (independent variables)	Level	
	-1	1
X1: M. Wt of CS	Low	High
X2: Conc. of CS (%w/v)	0.2	0.4
Response (dependent variables)	**Constraints**	
Y1: Entrapment efficiency (EE%)	$\geq 80\%$	
Y2: Particle size (PS)	≤ 500 nm	
Y3: Poly dispersity index (PDI)	< 0.5	
Y4: Zeta potential (ZP)	$\geq |20|$ mV	

2.2.2. Preparação de nanopartículas de quitosano carregadas com cefadroxil

As nanopartículas de quitosano CDX carregadas foram preparadas pelo método de emulsificação dupla tipo c/p (Lee, Johnson et al. 2013, Becker Peres, Becker Peres et al. 2016). Cerca de 0,8% de CDX foi dissolvido em 1% v/v de solução aquosa de ácido acético contendo CS (M. Wt baixo ou alto a 0,2 ou 0,4% p/p) e 1% p/p de colagénio. A matriz lipídica foi preparada como 2% p/p de GMS e 2% Tween 80 dissolvido em 5 ml de diclorometano (DCM). A matriz lipídica foi adicionada lentamente à solução aquosa e homogeneizada durante 10 min a 22000 rpm para produzir uma emulsão primária branca e turva. A emulsão primária resultante foi vertida sobre solução surfactante contendo 2% p/v Poloxamer 188 (P188) e homogeneizada durante 10 min adicionais a 22000 rpm. O solvente orgânico foi removido sob vácuo a 45º C por um evaporador rotativo (Rotavapor, Buchi-M/HB-140, Suíça). Finalmente, as nanopartículas CDX carregadas de quitosano (CDX-CSNPs) resultantes foram autorizadas a arrefecer até à temperatura ambiente, e depois armazenadas para mais investigações.

2.2.3. Caracterização de nanopartículas de quitosano CDX carregadas

2.2.3.1. Determinação da Eficiência de Entrapment (EE%)

As eficiências de aprisionamento das nanopartículas formuladas foram estimadas indirectamente através da medição da concentração de CDX livre no meio de dispersão. O CDX não embalado foi separado por centrifugação a 10000 rpm durante 60 min a 4°C (Union 32R, Hanil, Coreia) e depois, lavado três vezes com tampão fosfato pH 7,4. O sobrenadante foi recolhido; filtrado através de filtro de membrana milipore (0,2pm) e depois devidamente diluído com tampão fosfato pH 7,4 e medido espectrofotometricamente a 262 nm (espectrofotómetro Shimadzu UV, 2401/PC, Japão). A eficiência do aprisionamento foi calculada utilizando a seguinte equação:

$$EE\% = \frac{Wa - Ws}{Wa} \times 100$$

Onde Wa e Ws, são pesos da droga adicionados ao sistema e peso da droga no sobrenadante, respectivamente (Souto, Mehnert et al. 2006).

2.2.3.2 Análise granulométrica

Os diâmetros médios e distribuição de tamanho (índice de polidispersidade (PDI)) dos CDX-CSNP foram determinados por espectroscopia de correlação de fotões (PCS) utilizando um Zetasizer (Malvern Instrument, Worcestershire, UK) a um ângulo

9

fixo de 90 ° a 25 °C. As dispersões aquosas foram diluídas com água destilada antes
da análise. Cada valor era a média de três medições.

2.2.3.3. Medição do potencial Zeta

A carga de partículas foi quantificada como potencial zeta (ZP) utilizando um
Zetasizer (Instrumento Malvern, Worcestershire, Reino Unido) a 25°C. Antes da
medição, cada amostra teve de ser diluída com água desmineralizada sem partículas a
uma intensidade adequada.

2.2.4. Optimização dos Factores de Formulação

Dependendo do efeito dos factores de formulação concebidos nos parâmetros de
resposta escolhidos, uma formulação CDX-CSNP optimizada foi seleccionada e sujeita
a mais investigações.

2.2.5. Caracterização de nanopartículas CDX optimizadas carregadas de quitosano

2.2.5.1. Microscopia electrónica de transmissão (Tietze, Schau et al.)

A morfologia das nanopartículas CDX optimizadas carregadas de quitosano foi
examinada por TEM (JEOL, JEM-1230, Tóquio, Japão). Uma gota da amostra diluída
foi corada com ácido fosfotungésico a 2% (p/v) durante 30 segundos e colocada em
grelhas revestidas de carbono com filmes para exame. A experiência foi realizada à
temperatura ambiente, e os micrografos foram obtidos com a potência de ampliação
adequada.

2.2.5.2. Calorimetria de varrimento diferencial (DSC)

As características térmicas de CDX, CS, colagénio, GMS e nanopartículas CDX optimizadas foram determinadas por calorimetria diferencial de varrimento (Shimadzu

DSC- 60 aparelho, Shimadzu Corporation, Kyoto). Cerca de 5 mg de amostra foram pesadas com precisão em panelas de alumínio padrão, utilizando uma panela vazia como referência. As amostras foram aquecidas de 30-300 °C a uma taxa de aquecimento de 10 °C/min sob azoto líquido (25 ml/min). Os termogramas produzidos foram registados e avaliados quanto a qualquer incompatibilidade (desvio significativo ou desaparecimento/aparecimento de novos picos).

1.1.1.1. Difracção de pó de raios X (XRPD)

Os padrões de difracção de pó de raios X de CDX, CS, colagénio, GMS e nanopartículas de quitosana CDX optimizadas foram gravados usando difractómetro de raios X (Scintag Inc., EUA). As amostras foram irradiadas utilizando Ni filtrado, radiação CuKa a uma tensão de 45 kV, e uma corrente de 9 mA a uma taxa de varrimento de 1° min^{-1} com 20 ângulos de difracção numa gama de 0° a 90° .

1.1.2. Preparação de géis *in situ*

O gel *in situ* contendo nanopartículas carregadas de CDX equivalente a 0,8% p/p de droga foi preparado com base no peso utilizando o método a frio (Schmolka 1972). Em resumo, diferentes concentrações de poloxamer 407 (16-24% p/v) foram lentamente adicionadas à dispersão de nanopartículas de quitosano carregadas com CDX com uma suave mistura contínua até à formação de misturas homogéneas. As misturas obtidas foram deixadas no frigorífico de um dia para um inchaço completo do polímero.

1.1.3. Medição da temperatura de transição sol-gel

O método de inversão visual do tubo anteriormente descrito foi adoptado para estimar o comportamento de transição sol-gel dos géis preparados (Kwon, 2001; Yu, 1992). As amostras (2 mL) foram encerradas em tubos de ensaio com tampa de rosca e depois imersas em banho-maria, onde a temperatura aumentou gradualmente de 32° C para 38° C a uma taxa de cerca de 2°C/min. A temperatura de gelificação foi registada no ponto em que a amostra parou de fluir, transformando-se em gel transparente e altamente viscoso, mostrando nenhuma alteração no estado físico após ter sido inclinada através de um ângulo de 90OC (Bhandwalkar e Avachat 2013).

1.1.4. Caracterização de nanopartículas de quitosano CDX carregadas em gel *in situ*

1.1.4.1. Determinação do pH do gel

Cerca de 0,5 g de gel de nanopartículas de quitosano carregado com CDX foi disperso em 10 ml de água destilada. Os valores de pH foram registados utilizando um medidor digital de pH (Jenway, Bibby Scientific Limited, Staffordshire, Reino Unido) a 25 °C. O medidor de pH foi previamente padronizado utilizando solução tampão a pH 7,0 e pH 10,0. Todas as medições foram realizadas em triplicado.

1.1.4.2. Estudo reológico

A fim de determinar o comportamento reológico do gel in situ CDX-CSNP, foram efectuadas experiências preliminares de varrimento de tensão para garantir o regime viscoelástico linear. As medições de varrimento oscilatório de frequência foram então realizadas a uma frequência fixa de 10 Hz numa gama de temperaturas de 0 a 40° C com uma taxa de aquecimento de 1° C min-1. O módulo de armazenamento elástico (G"), e o módulo de perda viscosa (G") foram calculados a partir dos dados reológicos. Todas as experiências foram conduzidas num reómetro (modelo MCR 301, Anton- Paar Physica, Alemanha), com uma geometria de placa cónica (50 mm de diâmetro).

2.2.9. Estudos de libertação de drogas *in vitro*

A libertação *in vitro* de CDX a partir das nanopartículas de quitosana CDX optimizadas, bem como a partir do gel *in situ* correspondente, em comparação com CDX livre, foi avaliada pela técnica de difusão de sacos de diálise relatada por Yang *et al* (Yang, Lu et al. 1999). O estudo de libertação foi realizado em tampão fosfato salino pH7,4. A amostra foi colocada num saco de diálise de acetato de celulose (corte de peso molecular 12,000-14,000) e selada em ambas as extremidades. O saco de diálise (compartimento doador) foi imerso no compartimento receptor contendo 100 ml de meio de dissolução (tampão pH 7,4), agitado a 100 rpm e mantido a 37±0,5°C. Cerca de 2 ml de amostra foram retirados do compartimento receptor e o mesmo volume de meio de libertação fresco foi adicionado para manter um volume constante em intervalos de tempo fixos (0,5, 1, 2, 3, 4, 5, 6, 7, e 8 hr). A percentagem de CDX libertado foi medida espectrofotometricamente a 262 nm. A experiência foi realizada em triplicado e os resultados foram expressos como os valores médios ±S.D. A percentagem acumulada de droga libertada foi traçada em relação ao tempo. Os dados foram analisados utilizando equações de regressão linear, e a ordem do fármaco libertado a partir das diferentes formulações foi registada (ordem zero, primeira ordem ou modelo de difusão Higuchi).

2.2.10. Estudo da citotoxicidade

A actividade citotóxica das nanopartículas de quitosano *in situ* de CDX seleccionadas, do gel *in* situ CDX, bem como do CDX livre contra o fibroblasto de pele normal humana (BJ1) foi avaliada pela redução dependente do mitocondrial do MTT amarelo (3-(4,5-dimetiltiazol-2-il)-2,5-difenil tetrazolium bromide) para o formazan púrpura (Mosmann,1983). As células foram suspensas em meio DMEM F12 (Dulbecco's Modified Eagle Medium/Nutrient Mixture F-12), 1% antibiótico...

mistura antimicótico (10.000U/ml Penicilina de potássio, 10.000pg/ml de sulfato de estreptomicina e 25pg/ml de anfotericina B) e 1% de L-glutamina a 37 °C abaixo de 5% de CO_2 . As células foram cultivadas em lote durante 10 dias, depois semeadas na concentração de $10x10^3$ células/poço em meio de crescimento completo fresco em placas plásticas de microtitulação de 96 poços a 37 °C durante 24 h abaixo de 5% de CO_2 utilizando uma incubadora de dióxido de carbono revestida a água (Sheldon, TC2323, Cornelius, OR, EUA). O meio foi aspirado, o meio fresco (sem soro) foi adicionado, e as células foram incubadas ou sozinhas (controlo negativo) ou com diferentes concentrações de amostras para dar uma concentração final de (12,5, 25, 50 e 100µg /ml). Após 48 h de incubação, o meio foi aspirado, 40 µl sal MTT (2,5µg /ml) foram adicionados a cada poço e incubados durante mais quatro horas a 37°C abaixo de 5% de CO_2. A fim de parar a reacção e assegurar a solubilização dos cristais de formazan produzidos, 200µL de 10% de sulfato de sódio dodecilo (SDS) em água desionizada foram adicionados a cada poço e incubados durante a noite a 37°C. A densidade óptica (OD) foi medida utilizando um leitor de microplacas de poços múltiplos (Bio-Rad Laboratories Inc., modelo 3350, Hercules, Califórnia, EUA) a 595nm. Todos os testes foram realizados em cinco réplicas, e os resultados representam a média das experiências executadas. A viabilidade celular foi calculada utilizando a seguinte fórmula:

Viabilidade celular (%) = (amostra de DO / controlo de DO) *100 %

2.2.11. Estudo *in vivo*

2.2.11.1. Ensaio antimicrobiano

A actividade antibacteriana do CDX foi avaliada contra um painel de bactérias Gram+ve e Gram -ve patogénicas; *Escherichia coli* ATCC25922, *Bacillus subtilis* ATCC6633, *Bacillus cereus* ATCC14759, e *Staphylococcus aureus* ATCC29213

utilizando o método de difusão do poço de ágar (Phaechamud e Charoenteeraboon 2008). Cerca de $100\mu L$ de suspensão bacteriana testada contendo 1 x10^6 CFU/mL foi vertida em placas de petri contendo 20 ml de ágar nutriente em série derretido (NA). Após os meios terem arrefecido e solidificado, foram feitos poços (10 mm de diâmetro) no ágar solidificado e carregados com $100\mu L$ de 1 mg/ml de CDX dissolvido em tampão fosfato pH7,4. As placas inculcadas foram então incubadas durante 24 h a 37 °C. A actividade antimicrobiana do CDX foi avaliada medindo as zonas de diâmetro de inibição em milímetros (mm). A experiência foi levada a cabo em triplicado e a zona média de inibição foi calculada.

1.1.4.3. Determinação de concentrações inibitórias mínimas (MICs)

A actividade bacteriostática do CDX foi avaliada contra a técnica de diluição em série *Staphylococcus aureus* ATCC29213 (Scott, 1998). Foram preparadas diluições em série de solução CDX utilizando caldo de nutrientes onde a concentração final das soluções nos tubos preparados era; 1000, 500,100, 50 e 10μg /ml. Os tubos receberam então 100 μl de inóculo bacteriano contendo 1 x10^6 CFU/ml. Os tubos inoculados foram então incubados a 37 °C durante 24 horas. A concentração mais baixa, sem crescimento, foi tomada como a concentração inibitória mínima (MIC).

1.1.4.4. Animais, procedimento cirúrgico e infecção bacteriana

A avaliação da farmacodinâmica para a formulação seleccionada como penso de ferida foi realizada utilizando um modelo de rato. Foram seleccionados para esta experiência ratos albinos machos com peso entre 150-200 g. No dia da cirurgia, os ratos foram anestesiados por uma injecção intraperitoneal de cetamina (75 mg/kg) e xilazina (10 mg/kg). Depois, a pele de ratos foi raspada antes do procedimento cirúrgico. Duas feridas arredondadas de 5 mm de diâmetro foram criadas usando uma agulha de biopsia esterilizada (No. 5, Kai Industries Co., Ltd., cidade de Seki, Japão) de cada lado da coluna vertebral de ratos, de acordo com o procedimento previamente comunicado (Mahmoud e Salama 2016). Os ratos foram divididos aleatoriamente em três grupos contendo três ratos cada. O grupo 1 serviu de controlo positivo que não recebeu qualquer tratamento durante a experiência, o grupo 2 recebeu CDX disperso em 22 % p/v P407 *in situ* gel (CDX *in situ* gel) enquanto que o terceiro grupo foi tratado com nanopartículas de quitosano carregadas com CDX *in situ* gel. As feridas arredondadas foram infectadas com a cultura de *S. Aureus* previamente preparada 24 h antes do tratamento. Os animais de controlo foram infectados da mesma forma; contudo, não receberam qualquer tratamento.

1.1.4.5. Avaliação da cicatrização de feridas e tratamento de infecções bacterianas

O tratamento começou 24 h após a infecção ter sido induzida, e as formulações em gel foram aplicadas topicamente uma vez por dia durante cinco dias consecutivos.

Os esfregaços foram retirados de cada área infectada em tubos esterilizados contendo 5 ml de ágar dextrose de batata (PDB) durante os cinco dias de tratamento. Foram feitas diluições em série e incubadas durante 24h a 37°C, após o que as colónias foram contadas e a percentagem de inibição da infecção bacteriana foi determinada. O progresso da cicatrização foi monitorizado através da determinação da taxa de encerramento da ferida. Foram tiradas fotografias durante o tratamento para observar a alteração no tamanho da ferida, presença de sangue e formação de cicatrizes.

1.1.4.6. Exame histopatológico

No final do estudo, os locais da ferida foram excisados e os tecidos foram processados para avaliação histopatológica. As biópsias de pele foram fixadas em solução de formalina a 10% durante 48 h. As secções foram cortadas do bloco de parafina por microtoma e foram coradas com hematoxilina e eosina. A estrutura foi observada sob o microscópio de luz (Leica, DM-6000, Wetzlar, Alemanha) com câmara integradora para alterações histopatológicas.

2.2.12. Análise estatística

Os resultados de todas as experiências foram expressos como média $\pm$ SD e a análise estatística dos dados foi realizada utilizando spss®-17.0 (SPSS Inc., Chicago, IL). O significado das diferenças foi determinado pela análise de variância unidireccional (ANOVA) seguida do teste das diferenças menos significativas. Os valores de $P < 0,05$ foram considerados estatisticamente significativos.

CAPÍTULO 3

Resultados e Discussão

3.1. Desenho experimental para preparação de nanopartículas de quitosano carregadas com CDX

No presente estudo, foram utilizadas 22 concepções factoriais completas para optimizar dois parâmetros de formulação para a preparação de CDX-CSNP; o peso molecular, bem como a concentração de CS utilizada. Foi realizado um total de quatro ensaios, a composição das nanopartículas obtidas e os resultados das respostas seleccionadas para todas as experiências estão resumidos no Quadro 2.

3.2. Caracterização de nanopartículas de quitosano CDX carregadas

Como apresentado na Tabela 2, todos os CDX-CSNP revelaram um elevado EE% variando de 84,25±0,02 (CDX-CSNP1) a 87,26±0,59 (CDX-CSNP3) enquanto que o PS variou de 408,30±53,17 no caso do CDX-NP1 a 856,30±40,45 para o CDX-CSNP4. Como observado, os valores de PDI das nanopartículas situam-se entre 0,458±0,048 (CDX-CSNP1) e 0,746±0,0120 (CDX-CSNP3) e ZP apresentaram valores positivos que variaram entre 21,85±0,92 (CDX-CSNP2) e 29,9±3,39 (CDX-CSNP4).

Os dados mostram claramente que o aumento da concentração de CS dentro do mesmo tipo não revelou alterações significativas no EE% (p<0,05) enquanto que a variação de M. Wt de CS influenciou a quantidade de CDX aprisionado nas nanopartículas resultando num pequeno mas significativo aumento de EE% no caso de CS elevado de M. Wt (p<0,05). Este aumento observado pode possivelmente estar relacionado com o aumento do comprimento da cadeia com M. Wt elevado, aumentando a associação entre CDX e CS resultando num maior aprisionamento do fármaco. Entretanto, as nanopartículas de quitosano carregadas com CDX mostraram uma ampla gama em PS onde o tamanho das nanopartículas aumentou significativamente (p<0,05) aumentando tanto a concentração como o M. Wt. Este aumento no tamanho podia ser atribuído ao

elevação gradual da viscosidade em concentração mais elevada bem como em M. Wt de CS elevado levando à formação de gotas maiores, resultando eventualmente em nanopartículas maiores (Sun, Cui et al. 2009). A fim de medir a largura da dispersão de partículas indicando a homogeneidade da distribuição de partículas, o PDI é normalmente determinado por um valor que varia de 0 a 1, em que 0 representa um sistema homogéneo monodisperso e 1 refere-se a um sistema polidisperso heterogéneo (AL-Shdefat, Yassin et al. 2012). Normalmente um PDI <0,5 revela uma população homogénea e monodispersa (Centis e Vermette 2008). Como se pode ver pelos resultados, apenas CDX-NP1 manifestou um pequeno PDI revelando uma distribuição favorável e uma variação limitada no tamanho das partículas. O aumento do M. Wt de CS resultou numa distribuição diversificada que pode estar relacionada com o aumento do tamanho das partículas e a produção de uma população não homogénea. A estabilidade da suspensão dos CDX-CSNP pode ser grandemente influenciada pela ZP medida, dando informações sobre a possível repulsão electrostática entre as partículas (Gan e Wang 2007). Como observado, todas as formulações exibiram valores ZP positivos relativamente elevados, apontando para a estabilidade física esperada das nanopartículas preparadas. Esta carga superficial positiva pode ser devida à presença dos grupos de aminas ao longo da cadeia de CS (Mohammadpour, Eskandari et al. 2012). De acordo com a estrutura química do CDX e do CS, podem formar-se ligações inter moleculares de hidrogénio entre os grupos carbonilo do fármaco com os grupos amina existentes em locais específicos da cadeia do CS; contudo, esta associação não impediu suficientemente a carga positiva da cadeia do CS. Curiosamente, o aumento da concentração de CS não mostrou qualquer alteração significativa na ZP enquanto que o aumento do M. Wt resultou num subsequente aumento significativo nos valores de ZP (p<0,05). Esta descoberta poderia estar relacionada com o aumento do comprimento da cadeia de CS com mais grupos de aminas disponíveis produzindo uma carga mais positiva.

1.2. Optimização de nanopartículas de quitosano CDX carregadas através de desenho experimental

A fim de optimizar os dois parâmetros seleccionados, foi realizado um desenho factorial completo, seguido de uma análise ANOVA para estabelecer a magnitude e o significado dos factores escolhidos e a interacção entre eles. Os modelos matemáticos de eficiência de aprisionamento (EE%) (Y1), tamanho de partículas (PS) (Y2), índice de polidispersidade (PDI) (Y3) e potencial zeta (ZP) (Y4) em termos de factores codificados foram obtidos e apresentados nas seguintes equações (1-4):

EE%= 85.85 + 1.36 A + 0.095 B - 0.14 AB..

(1)

$R^2 = 0.89$, F = 10.54, p = 0.023

PS= 671.23 + 135.17 A + 88.83 B − 38.93 AB...

(2)

$R^2 = 0.95$, F = 26.05, p = 0.004

PDI= 0.63 + 016 A+ 0.024 B + 0.025 AB...

(Lozano, Naghavi et al.)

$R^2 = 0.91$, F = 12.91, p = 0.016

ZP= 25.32 + 3.00 A + 0.55 B + 1.03 AB..

(4)

$R^2 = 0.84$, F = 7.18, p = 0.044

Onde A= M. Wt de CS e B=a conc. de CS

A análise estatística dos dados produzidos revelou o significado de todos os termos do modelo sugerido, onde p<0,05, resultando num elevado coeficiente de determinação ($R^2 > 0,84$). Considerando as equações de regressão, o ajuste dos dados no modelo experimental proposto ajuda a compreender a influência das variáveis sugeridas através da consideração da magnitude e do sinal do coeficiente de cada variável. Um valor positivo reflecte um factor que favorece a optimização enquanto que uma relação desfavorável entre a variável e a resposta pode ser retratada a partir de um sinal negativo. Quanto à interacção entre factores, um sinal positivo reflecte um efeito sinérgico, enquanto que um sinal negativo confirma um antagónico.

Como apresentado nas equações acima, observou-se um aumento no EE%, PS, PDI e ZP ao aumentar tanto o M. Wt como a concentração de CS. No entanto, o efeito da concentração é insignificante no caso do EE%, PDI e ZP (p>0,05) enquanto ambos os factores influenciaram significativamente o PS (p<0,05). Por outro lado, a interacção entre as duas variáveis produziu um efeito antagónico no caso do EE% e da PS, ao mesmo tempo que mostrou uma sinergética para o PDI e ZP. Para maior esclarecimento, foram estabelecidas parcelas de superfície 3D para iluminar o impacto dos factores concebidos sobre as respostas dependentes escolhidas e são apresentadas na Fig 1.

De acordo com o desenho experimental planeado, as propriedades desejadas da formulação optimizada foram especificadas com o PS e PDI mais baixos e com EE% >80 e ZP > 20 mV.

Com base nos resultados obtidos, a formulação optimizada foi CDX-CSNP1 composta de 0,2% de M. Wt CS baixo; alcançou as respostas desejadas fornecendo um portador promissor para CDX, pelo que foi seleccionada para posterior caracterização.

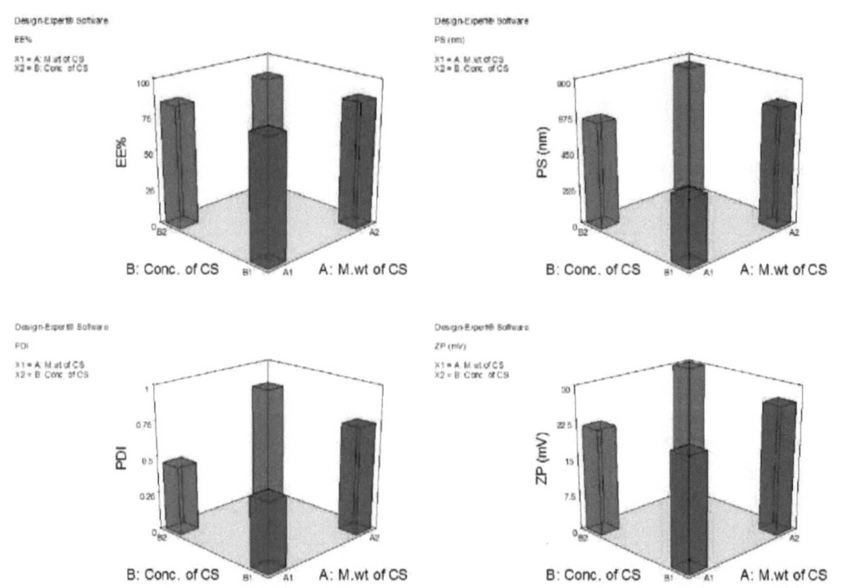

Figura 1: Traçado de desenho especializado mostrando os efeitos de interacção de dois factores; X1: M. Wt de CS e X2: a conc. de CS sobre as seguintes respostas: eficiência da armadilha (EE%), tamanho da partícula (PS), índice de polidersidade (PDI) e potencial zeta (ZP)

Quadro 2. Execuções experimentais, variáveis independentes e respostas medidas do 2^2 desenho experimental factorial completo

Runs	Independent variables		Dependent variables			
	X1: M. Wt of CS	X2: Conc. of CS (%w/v)	Y1: Entrapment efficiency (EE%)	Y2: Particle size (PS)	Y3: Poly dispersity index (PDI)	Y4: Zeta potential (ZP)
CDX-CSNP1	-1	-1	84.25±0.02	408.30±53.17	0.458± 0.048	22.80± 0.57
CDX-CSNP2	-1	1	85.13±0.47	663.83±30.16	0.511± 0.107	21.85± 0.92
CDX-CSNP3	1	-1	87.26±0.59	698.01±16.99	0.746±0.0120	25.85 ±2.89
CDX-CSNP4	1	1	87.17±0.70	856.30±40.45	0.735±0.288	29.9 ±3.39

3.4. Caracterização de nanopartículas CDX optimizadas carregadas de quitosano

3.4.1. Microscopia electrónica de transmissão (Tietze, Schau et al.)

Fig.2A ilustra a imagem TEM do CDX-CSNP1. Os micrografos revelam nanopartículas homogéneas bem dispersas, de forma esférica com estrutura compacta e superfície lisa que aparecem como pontos negros. Como se pode ver no TEM, o diâmetro médio das nanopartículas de CDX carregadas de quitosano é de 440,67 ± 14,14 nm, o que está de acordo com os resultados obtidos a partir da análise granulométrica das partículas.

3.4.2. Calorimetria de varrimento diferencial(DSC)

Os termogramas DSC de CDX, colagénio, M. Wt CS, GMS e CDX-CSNP1 são apresentados na Fig. 2B. Como observado, CDX exibe um pico exotérmico acentuado a 210,4° C que se deve ao derretimento da droga indicando a sua cristalinidade (Kulkarni, Soppimath et al. 2001). Da mesma forma, o termograma DSC de GMS mostrou um pico endotérmico a 62,4 °C correspondente à sua temperatura de fusão (Raina, Kaur et al. 2017) enquanto que o colagénio não mostrou nenhum pico característico devido à sua natureza amorfa. O espectro CS demonstrou duas fases distintas de degradação, que é um comportamento típico de um polissacarídeo (De Lima, Freire et al. 2009). A primeira é um amplo pico endotérmico numa vasta gama de 57 a 155 °C correspondente a um processo de desidratação, enquanto a segunda começou a 275 °C e estendeu-se até 340 °C relacionado com a combustão da amostra (Ruiz-Caro e Veiga-Ochoa 2009). Por outro lado, o termograma do CDX-CSNP1 revelou a ausência dos picos característicos do CDX, bem como os picos de CS e GMS, indicando que o CDX estava disperso molecularmente dentro das nanopartículas produzidas e apontando para a natureza amorfa do fármaco e dos outros componentes após a incorporação nas nanopartículas.

3.4.3. Difracção do pó de raios X (XRPD)

A difracção de raios X é utilizada para a identificação de qualquer composto onde cada substância tem o seu próprio padrão semelhante a uma impressão digital. A fim de investigar as alterações na cristalinidade e natureza das nanopartículas de quitosano carregadas com CDX, foram realizados estudos de XRPD. Os padrões XRPD de CDX, colagénio, M. Wt CS, GMS e CDX-CSNP1 são ilustrados na Fig.2C. Tal como apresentado na figura, CDX demonstra picos característicos intensos, M. Wt CS baixo revelou apenas um único pico agudo a $20 = 21,1°$, enquanto que o colagénio não apresentou qualquer pico de difracção devido à sua natureza amorfa. Por outro lado, o padrão de raios X do CDX-CSNP1 manifestava a natureza amorfa das nanopartículas formuladas, como provado pelo desaparecimento dos picos nítidos distintos de todos os componentes. Os dados obtidos ilustraram a possível interacção entre o CDX e os outros componentes e o subsequente encapsulamento do fármaco nas nanopartículas formadas, o que resultou na perda da sua cristalinidade.

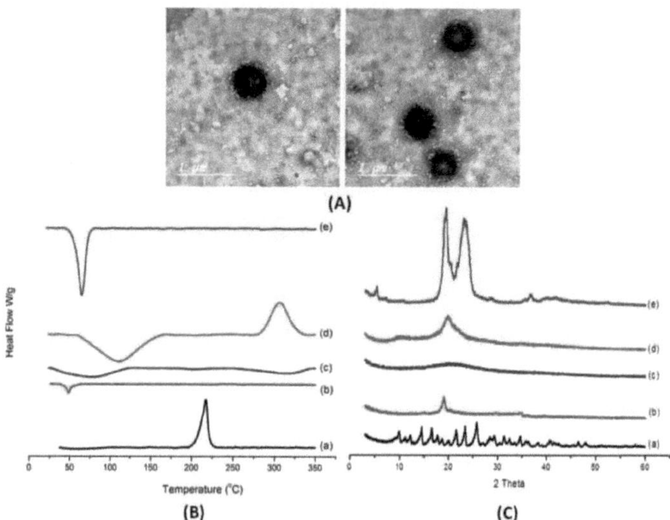

Figura 2: Caracterização do CDX-CSNP1: (A) micrografia TEM, (B) termogramas DSC, e (C) difractogramas XRD de (a) CDX, (b) CDX-CSNP1, (c) colagénio, (d) CS e (e) GMS

3.5. Preparação de géis *in situ* e medição da temperatura de transição sol-gel

Devido à sua óptima condição de hidratação para a cura de feridas, a conveniência da sua utilização, para além da sua capacidade de proporcionar uma libertação controlada de fármacos, os sistemas de aplicação *in situ de* gel em forma de gel ganharam recentemente um interesse crescente como curativo de feridas (Ishihara, Nakanishi et al. 2002, Miguel, Ribeiro et al. 2014). O Poloxamer 407 (P407) é um co-polímero termoreversível comummente utilizado para a preparação *in situ* de gel, considerado como um ingrediente "inactivo", tal como declarado pela FDA (Dumortier, Grossiord et al. 2006), provando a sua adequação e segurança para aplicação em feridas. Além disso, P407 é caracterizado pela sua excelente compatibilidade, capaz de melhorar a microcirculação e a síntese precoce de colagénio (Mostafa, Zaazou et al. 2015). No presente estudo, os géis P407 *in situ* carregados com CDX-CSNP1 foram facilmente preparados misturando as nanopartículas com copolímero P407 à temperatura ambiente utilizando o método a frio a cinco concentrações de P407 (16, 18, 20, 22 e 24% p/p). Para a nossa aplicação pretendida, a transição sol-gel para as formulações gelificantes testadas *in situ* deve ser comparável à temperatura corporal (35±2°C) capaz de mudar para gel após a aplicação na pele ferida. Entre os sistemas investigados carregados com CDX- CSNP1, apenas aqueles preparados com 22 e 24% p/p P407 foram capazes de formar géis; contudo, P407 a 24% p/p transformado em gel rígido abaixo de 32°C. Como foi anteriormente relatado, o aumento da concentração de P407 resulta numa subsequente diminuição das temperaturas de transição sol-gel transformando-se em géis a uma temperatura inferior (Asasutjarit, Thanasanchokpibull et al. 2011). Portanto, o P407 a uma concentração de 22 % p/p correspondeu aos requisitos para que a forma de dosagem desejada fosse uma solução de fluxo livre à temperatura ambiente enquanto formava um gel sólido à temperatura corporal (Fig. 3A), pelo que foi seleccionado para a preparação do gel *in situ* CDX-CSNP1.

3.6. Caracterização de nanopartículas de quitosano CDX carregadas em gel *in situ*

3.6.1. Determinação do pH do gel

O pH medido para o gel *in situ* CDX-CSNP1 foi de 5,12±0,028. Este valor era compatível com o pH da pele que se situa entre 5,0-7,0 (Plasencia, Norlen et al. 2007), podendo assim ser aplicado com segurança sobre a pele.

3.6.2. Estudo reológico

Para estimar o desempenho do gel CDX-CSNP1, foi estudado o seu comportamento reológico, e o reograma é apresentado na Fig.3B. A medição das propriedades reológicas é um procedimento importante para determinar a temperatura de gelificação para além da força do gel (Bhowmik, Bain et al. 2011). A elasticidade (G') e os modulos viscosos (G") do gel CDX-CSNP1 aumentaram com o aumento da temperatura devido ao aumento da viscosidade. Registou-se um aumento do módulo de elasticidade à temperatura de gelificação que foi aproximadamente de 36,8° C (Fig.3B (i)). O aumento da temperatura acima de 36,8° C não tem mais efeito sobre o valor do módulo de elasticidade que se manifestou pela formação de platôs. Fig.3B (ii) representa o G' e G" a 37° C em função do tempo em que o módulo de elasticidade é maior do que o viscoso. Os declives têm valores em torno de zero, o que é uma indicação das características inerentes ao material sólido (Mostafa, Zaazou et al. 2015).

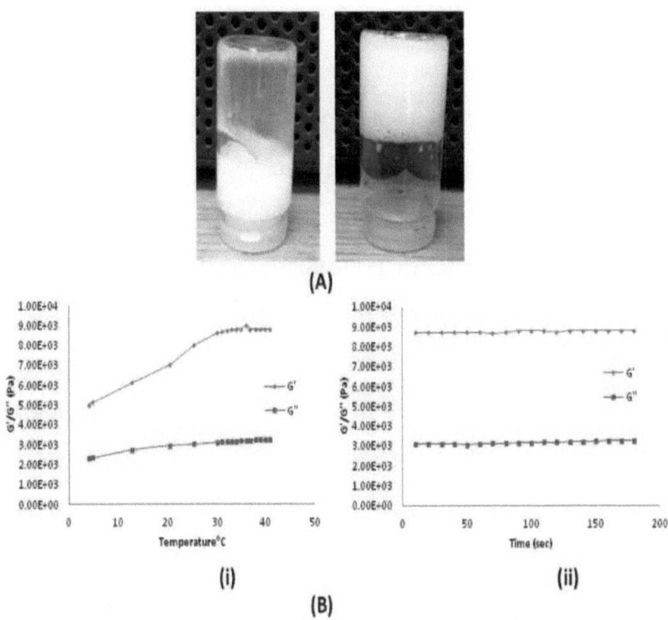

Figura 3: (A) Fotomicrografias de (i) dispersão CDX-CSNP1 à temperatura ambiente e (ii) gel in situ CDX-CSNP1 a 37 °C (B) Elasticidade (G') e o módulo de viscosidade (G") do CDX-CSNP1 gel in situ (i) em função da temperatura e (ii) a 37 °C em função do tempo

3.7. Estudos *in vitro* de libertação de fármacos

O perfil de libertação *in vitro* de CDX de CDX-CSNP1 e CDX-CSNP1 *in situ* gel em comparação com CDX livre são apresentados na Fig.4. Os dados mostram claramente o comportamento de libertação rápida do CDX, onde mais de 85% do fármaco foi libertado após apenas 2 horas. Em contraste, o CDX mostrou um padrão de libertação sustentada a partir das nanopartículas investigadas, bem como a partir do gel *in situ*, que se prolongou por 8 hrs. O

O perfil de libertação lenta do CDX do CDX-CSNP1 reflecte muito provavelmente a forte associação devido às ligações de hidrogénio intermoleculares que podem ter ocorrido entre o CDX e o CS, resultando na libertação gradual do fármaco incorporado a partir do núcleo das nanopartículas. Curiosamente, a incorporação das nanopartículas no gel *in situ* P407 não afectou a taxa de libertação do fármaco, confirmando a adequação da utilização do gel *in situ* sem retardar a libertação do fármaco. Ao adaptar os dados de libertação de ambas as formulações investigadas aos diferentes modelos matemáticos, o padrão de libertação adaptou-se principalmente ao modelo de Higuchi, indicando que os sistemas estudados seguiram a cinética de libertação baseada na matriz-difusão. Além disso, a fim de elucidar o mecanismo de libertação de fármacos, o modelo Korsmeyer- Peppas foi aplicado onde ambas as formulações mostraram um valor n<0,5 apontando para um mecanismo de libertação não Fickian onde a libertação do fármaco seguiu uma combinação de mecanismo de difusão e de erosão. Este resultado é geralmente relatado para drogas solúveis em água que são principalmente libertadas pela difusão das moléculas dissolvidas dos ingredientes activos ao longo das camadas da matriz (Kamel, Basha et al. 2013).

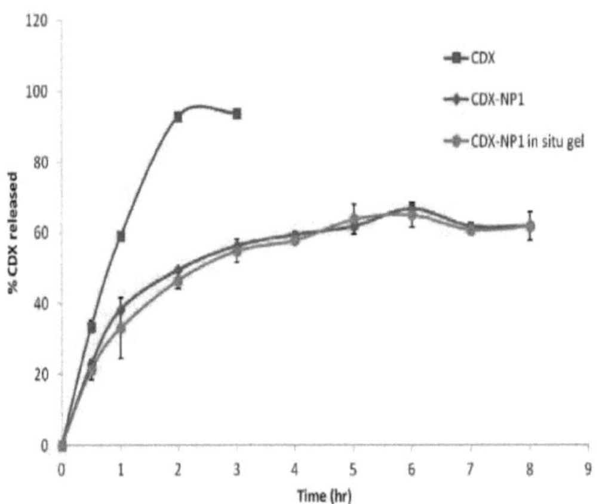

Figura 4: Perfis de libertação in vitro de CDX simples, CDX-CSNP1 e CDX-CSNP1 gel in situ em tampão fosfato salino pH7,4 a 37 °C

3.8. Estudo da citotoxicidade

A determinação da citotoxicidade do gel *in situ* CDX-CSNP1 é de importância crucial, uma vez que a formulação fabricada se destina a ser aplicada sobre a pele ferida. Foi previamente comunicado que qualquer material é considerado como não citotóxico se a viabilidade celular for superior a 70% após exposição (Moritz, Wiegand et al. 2014). Assim, a citotoxicidade do CDX, CDX gel *in situ, bem como do* CDX-CSNP1 *in situ* gel foi avaliada em relação às linhas celulares normais de fibroblastos cutâneos humanos (BJ1) usando o ensaio MTT e os níveis de viabilidade celular das amostras testadas são ilustrados na Fig. 5. Os dados mostram claramente que todas as amostras testadas não eram tóxicas, pois não influenciaram a proliferação de células de BJ1 onde a viabilidade celular não foi afectada ao longo das concentrações utilizadas das amostras. Além disso, não foi notada qualquer diferença significativa na sobrevivência global entre CDX, CDX *in situ* gel e CDX-CSNP1 *in situ* gel ($p > 0,05$). Os resultados obtidos confirmaram a segurança e adequação do gel *in situ* CDX-CSNP1 a ser utilizado como curativo de feridas em pele friccionada sem causar citotoxicidade ou quaisquer reacções adversas cutâneas (Gomes, Mano et al. 2015).

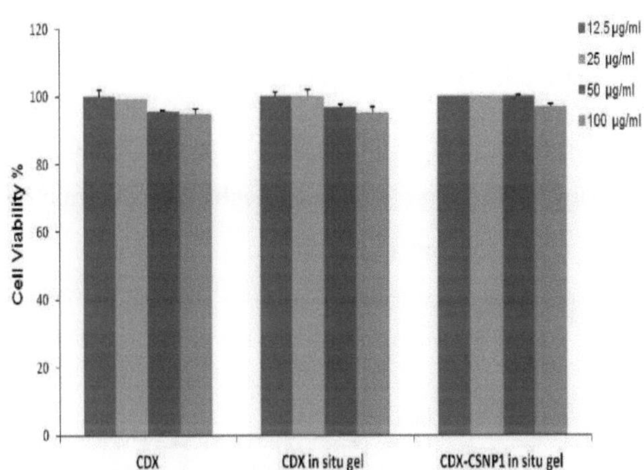

Figura 5: Avaliação da citotoxicidade de CDX, CDX in situ gel bem como CDX-CSNP1 in situ gel usando o ensaio MTT aplicado para fibroblasto de pele normal humana (BJ1)

3.9. Estudo *in vivo*

3.9.1. Ensaio antimicrobiano e determinação do MIC

O efeito inibidor do CDX sobre o crescimento das estirpes bacterianas testadas foi avaliado medindo o diâmetro das zonas de inibição que reflectem o seu efeito antibacteriano contra as bactérias patogénicas testadas (Fig. 6). Como ilustrado na figura, o CDX tem efeito antibacteriano contra todas as bactérias patogénicas Gram +ve e Gram -ve testadas. A figura 6 mostra os diâmetros da zona de inibição da CDX formada após 24h de incubação com as bactérias testadas e o efeito inibidor máximo da CDX foi observado contra *S. aureus ATCC29213* (43 ±0,707mm) revelando uma actividade antibacteriana superior contra esta estirpe. *S. aureus* é considerado como um patogénico importante responsável por uma vasta gama de doenças infecciosas humanas (Foxman 2010) e a grande maioria das infecções estafilocócicas envolvem pele e tecidos moles (Moran, Krishnadasan et al. 2006). Assim e de acordo com o resultado obtido, a cultura de *S. aureus* foi utilizada como bactéria de teste para avaliar a actividade antibacteriana de CDX-CSNP1 *in situ* gel e CDX *in situ* gel.

Testando diferentes diluições em série de CDX contra *S. aureus ATCC29213* para determinar a concentração inibitória mínima (MIC), os resultados mostraram que a concentração mais baixa, sem crescimento, era (10 gg/ml).

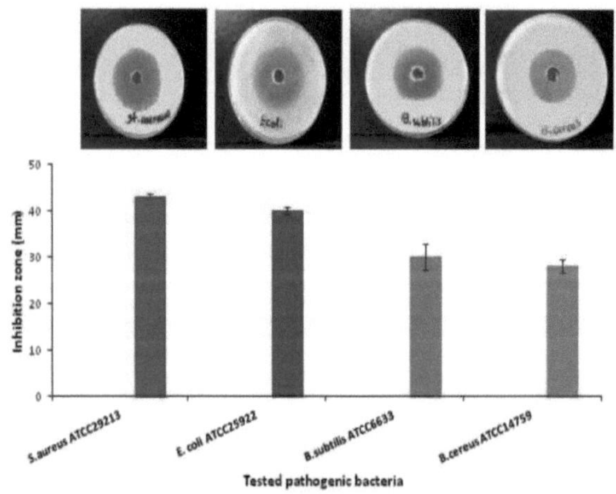

3.9.2. Avaliação da cicatrização de feridas e tratamento de infecções bacterianas

A eficácia *in vivo* do gel *in situ* CDX-CSNP1 como curativo para a cura de feridas e tratamento de infecções bacterianas foi avaliada utilizando um modelo de infecção da pele de rato após a confirmação do potencial *in vitro* do CDX para inibir o crescimento de *S. aureus*. Vinte e quatro horas após a construção da ferida e infecção bacteriana, os ratos foram ou não tratados (controlo) ou tratados com gel *in situ* CDX-CSNP1 e gel *in situ* CDX. A taxa de cicatrização de feridas foi observada ao longo do período de estudo (Fig. 7(A-C), enquanto a capacidade de inibir a infecção bacteriana foi avaliada através da contagem de colónias bacterianas, e os dados obtidos são apresentados como uma percentagem de bactérias

inibição da infecção na Fig.7D. Observou-se claramente que ambos os grupos tratados mostraram uma melhoria óbvia na taxa de cicatrização de feridas em comparação com os ratos não tratados de controlo, como demonstrado na Fig.7. Por outro lado, todos os ratos tratados com CDX- CSNP1 *in situ* gel mostraram uma notável capacidade de cicatrização em comparação com os tratados por CDX *in situ* gel, como demonstrado na Fig.7C e Fig.7B, respectivamente. Comparando o tecido subcutâneo dos dois grupos tratados no final do período de estudo, foram observadas alterações hiperemicas e vasos congestionados com inflamação ligeira no caso do grupo tratado com gel CDX *in situ* (Fig. 7B') No entanto, foi registado tecido subcutâneo normal sem inflamação para o grupo tratado com gel CDX-CSNP1 *in situ* (Fig. 7C'). Os resultados também mostraram o efeito bactericida proeminente do gel *in situ* CDX-CSNP1 manifestado pela redução significativa ($p < 0{,}05$) nas unidades formadoras de colónias bacterianas por ml (UFC/ml) remanescentes na pele de ratos tratados com as nanopartículas e os tratados com gel *in situ* CDX onde as contagens bacterianas foram registadas durante os cinco dias consecutivos de tratamento (Fig.7 D')

Esta actividade bactericida reforçada do gel *in situ* CDX-CSNP1 pode ser atribuída à natureza especial dos NPs, sendo pequenos em tamanho com estrutura compacta, o que resultou num melhor poder de penetração na pele. Esta penetração favoreceu a acumulação de fármacos em diferentes estratos da pele, o que ajuda a difusão de moléculas de fármacos através das camadas superficiais da pele de uma forma mais eficaz em comparação com o antibiótico unicamente (Goyal, Macri et al. 2016). Além disso, a grande área de superfície do transportador nanosizado formado poderia ser adsorvida com sucesso na superfície das células bacterianas causando a perturbação das funções normais da membrana celular, quer impedindo a transferência de nutrientes para as células, quer aumentando a fuga de componentes intracelulares levando eventualmente à morte das células bacterianas (Qi, Xu et al. 2004). Além disso, a actividade bactericida distinta da formulação investigada pode ser atribuída à natureza policênica e densidade de carga superficial dos NPs devido à presença de quitosano, onde as interacções entre os grupos de amino amino protonados com a parede celular bacteriana carregada negativamente resultaram numa fixação mais firme e numa maior penetração na célula bacteriana (Abdelkader, El- Mokhtar et al. 2017).

As fotomicrografias obtidas demonstraram claramente que a taxa de fecho da ferida nos ratos tratados com gel *in situ* CDX-CSNP1 (Fig.7C) foi mais rápida do que a dos tratados com gel *in situ* CDX (Fig. 7B). Esta descoberta poderia ser acreditada ao duplo efeito de colagénio e quitosano na progressão da cicatrização da ferida. O colagénio tem a capacidade de dar força e integridade a uma matriz de tecido e desempenha um papel no procedimento de hemostasia (Lockhart, Pampolina et al. 2001). Além disso, o quitosano também contribui para o processo de hemostasia da ferida e acelera a regeneração do tecido e a síntese do fibroblasto pelo colagénio (Kulkarni, Soppimath et al. 2001).

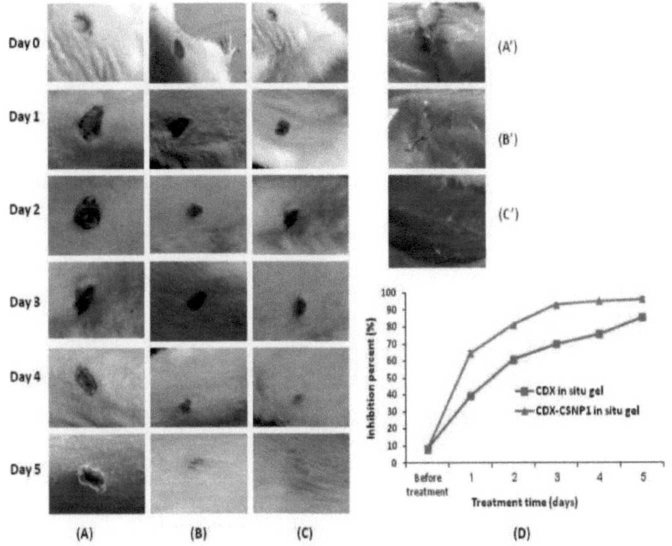

Figura 7: Processo de cicatrização de infecção da pele de rato modelo para (A) grupo de controlo, (B) grupo de gel CDX in situ, e (C) grupo de gel CDX-CSNP1 in situ no dia da construção da ferida (0 dia) e durante os cinco dias seguintes de tratamento. (A') tecido subcutâneo do grupo de controlo, (B') tecido subcutâneo do grupo de gel CDX in situ, e (C') tecido subcutâneo do grupo de gel CDX-CSNP1 in situ. (D) Percentagem de inibição de S. aureus por CDX in situ gel e CDX-CSNP1 in situ g^{el}

3.9.3. Exame histopatológico

A figura 8 mostra os micrografos histológicos das secções cutâneas excisadas dos grupos investigados. O exame microscópico das biópsias de pele normais revelou uma arquitectura histológica de pele normal mostrando epitélio escamoso estratificado queratinizado da epiderme, tecido conjuntivo solto da derme, folículos pilosos claramente identificados com os seus diferentes constituintes que se estendem através da derme, e as glândulas sebáceas foram claramente vistas (Fig.8A). No entanto, Fig.8B apresentando a pele manchada do rato de controlo ferido e infectado sem tratamento revela derme denegrida infiltrada por células inflamatórias, tecido de granulação vascular coberto com massas de microrganismos bacterianos e exsudados purulentos (seta), para além da perda completa dos folículos pilosos. Pelo contrário, a secção de pele de rato tratada com gel CDX *in situ* revela a progressão da cicatrização da ferida com a formação de novos vasos, contudo, mostrando a derme infiltrada com células inflamatórias, fibroblastos com descarga purulenta mostrando algumas bactérias infecciosas e células inflamatórias (Fig.8C). Curiosamente, a secção cutânea do grupo tratada com gel *in situ* CDX-CSNP1 durante 5 dias aplicada uma vez por dia demonstrou uma camada de células basais bem formada da epiderme e uma fina camada de células espinhosas juntamente com neovascularização e tecido conjuntivo dérmico condensado sob a camada de células basais (Fig.8D). Além disso, é bem notado que as glândulas sebáceas, raízes capilares e condutas excretoras na derme estão bem formadas. Os resultados obtidos sugerem que a biocompatibilidade do colagénio pode ter motivado as células saudáveis circundantes no local da ferida a gerar os factores de crescimento necessários para a cicatrização da ferida (Jridi, Bardaa et al. 2015). Além disso, a actividade antibacteriana tanto da CS como do CDX poderia ter desempenhado um papel importante na rápida taxa de encerramento e na rápida re-epitilialização. A avaliação histomorfológica resultante está de acordo com os resultados obtidos no estudo *in vivo*, onde o gel *in situ* CDX-CSNP1 mostrou uma contagem significativamente mínima de bactérias e uma cicatrização eficiente da ferida em comparação com o grupo CDX *in situ* tratado com gel CDX confirmando a superioridade do gel *in situ* CDX-CSNP1 como curativo de feridas com eficácia inibitória antibacteriana.

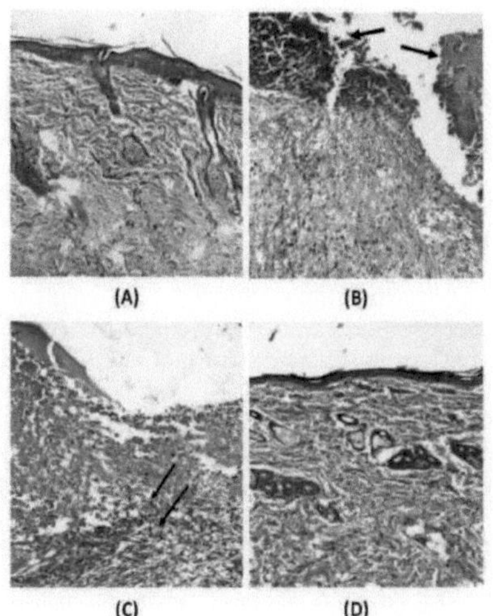

Figura 8: Fotomicrografias de amostras de pele coradas com hematoxilina-eosina (H&E) (ampliação X20) de (A) controlo normal, (B) grupo de controlo de feridos e infectados não tratados, (C) grupo de gel CDX in situ e (D) grupo de gel CDX-CSNP1 in situ

CAPÍTULO 4

Conclusão

O presente estudo demonstrou com sucesso a aplicabilidade de um novo nanocarrier de cefadroxil baseado em nanopartículas de chitosan *in situ* gel como um curativo altamente eficaz de feridas com eficácia antibacteriana. Os CDX-CSNP foram concebidos e preparados utilizando um desenho factorial completo, a fim de seleccionar aquele com características favoráveis. Após a incorporação das nanopartículas optimizadas no gel *in situ*, a formulação investigada foi avaliada como um curativo eficiente para feridas após infecção bacteriana. O estudo *in vivo* mostrou a notável actividade antibacteriana do penso proposto, sendo capaz de inibir significativamente o crescimento bacteriano com cicatrização completa da ferida no final do período do estudo. Os resultados obtidos indicam que as nanopartículas de quitosana *in situ* de CDX fabricadas podem ter um grande potencial como curativo de feridas, possuindo a capacidade de acelerar o processo de cicatrização, encorajar a proliferação celular e o depósito de matriz, dando uma melhor re-epitelização sem formação de cicatrizes com actividade antibacteriana proeminente para a gestão de infecções bacterianas que acompanham várias lesões cutâneas.

CAPÍTULO 5

Referências

Abdelkader, A., et al. (2017). "Ultrahigh antibacterial efficacy of meropenem-loaded chitosan nanoparticles in a septic animal model". Polímero de Carbohidrato 174: 1041-1050.

Agnihotri, S. A., et al. (2004). "Recentes avanços sobre micro e nanopartículas à base de quitosano no fornecimento de medicamentos". J Control Release 100(1): 5-28.

AL-Shdefat, R., et al. (2012). "Preparação e caracterização de micropartículas de quitosano carregadas com paclitaxel biodegradável". Dig J Nanomater Biostruct 7: 1139 - 1147.

Asasutjarit, R., et al. (2011). "Optimization and evaluation of thermoresponsive diclofenac sodium ophthalmic in situ gels". Int J Pharm 411(1-2): 128-135.

Baranoski, S. e E. A. Ayello (2012). "Molhos de feridas: uma arte e ciência em evolução". Advance Skin Wound Care 25(2): 87-92; quiz 92-84.

Becker Peres, L., et al. (2016). "Nanopartículas lipídicas sólidas para encapsulação de fármacos hidrofílicos por uma técnica de emulsão dupla sem solventes orgânicos". Colóides Surf B Biointerfaces 140: 317-323.

Bhandwalkar, M. J. e A. M. Avachat (2013). "Gel nasal in situ termoreversível de cloridrato de venlafaxina: formulação, caracterização, e avaliação farmacodinâmica". AAPS PharmSciTech 14(1): 101-110.

Bhowmik, M., et al. (2011). "Effect of salts on gelation and drug release profiles of mehylcellulose-based ophthalmic thermo-reversible in situ gels". Pharm Dev Technol 16(4): 385-391.

Bowman, K. e K. W. Leong (2006). "Nanopartículas de quitosano para administração oral de medicamentos e genes". Int J Nanomedicina 1(2): 117-128.

Bucko, A. D., et al. (2002). "Randomized, double-blind, multicenter comparison of oral cefditoren 200 or 400 mg BID with either cefuroxime 250 mg BID or cefadroxil 500 mg BID for the treatment of uncomplicated skin and skin-structure infections". Clin Ther 24(7): 1134-1147.

Centis, V. e P. Vermette (2008). "Propriedades físico-químicas e avaliação da citotoxicidade dos lipossomas modificados por PEG contendo hemoglobina humana". Colóides Surf B Biointerfaces 65(2): 239-246.

De Lima, M. S., et al. (2009). "Membranas de quitosano modificadas por contacto com poli(ácido acrílico)". Carbohydr Res 344(13): 1709-1715.

Dowd, S. E., et al. (2008). "Survey of bacterial diversity in chronic wounds using pyrosequencing, DGGE, and full ribosome shotgun sequencing". BMC Microbiol 8: 43.

Dumortier, G., et al. (2006). "A review of poloxamer 407 pharmaceutical and pharmacological characteristics" (Uma revisão das características farmacêuticas e farmacológicas do poloxamer 407). Pharm Res 23(12): 2709-2728.

Fan, *L.,* et al. (2016). "Preparação e caracterização de quitosano/gelatina/PVA hidrogel para curativos de feridas". Carboidrato Polímero 146: 427-434.

Fazli, Y. e Z. Shariatinia (2017). "Libertação controlada de antibiótico cefazolina de sódio a partir de esteiras nanofibras de electrospun chitosan-polyethylene oxide". Mater Sci Eng C Mater Biol Appl 71: 641-652.

Fonder, M. A., et al. (2008). "Tratar a ferida crónica": Uma abordagem prática ao tratamento de feridas não cicatrizantes e curativos para o tratamento de feridas". J Am Acad Dermatol 58(2): 185-206.

Foxman, B. (2010). "A epidemiologia da infecção do tracto urinário". Nat Rev Urol 7(12): 653-660.

Gadepalli, R., et al. (2006). "Um estudo clínico-microbiológico de úlceras do pé diabético num hospital indiano de cuidados terciários". Diabetes Care 29(8): 1727-1732.

Gan, Q. e T. Wang (2007). "Chitosan nanopartícula como transportador de entrega de proteínas - exame sistemático das condições de fabrico para uma carga e libertação eficientes". Colóides Surf B Biointerfaces 59(1): 24-34.

Gilbertson, L. M., et al. (2014). "Rumo a uma concepção funcional à medida de nanotubos de carbono com múltiplas paredes (MWNT): melhoramento da actividade electroquímica e antimicrobiana via oxidação e redução selectiva". Environ Sci Technol 48(10): 5938-5945.

Gomes, A. P., et al. (2015). "Incorporação de peptídeos antimicrobianos em gazes de algodão funcionalizadas para aplicações médicas". Carbohidrato Polímero 127: 451461.

Goyal, R., et al. (2016). "Nanopartículas e nanofibras para o fornecimento de drogas tópicas". J Control Release 240: 77-92.

Hong, B., et al. (2008). "Diagnóstico rápido, fiável e automático de doenças cardiovasculares altamente sensível, com intensificador de fluorescência de nanopartículas e mems". Adv Exp Med Biol 614: 265-273.

Hori, K., et al. (2007). "Controlled-release of epidermal growth factor from cationized gelatin hydrogel enhances corneal epithelial wound healing". J Libertação controlada 118(2): 169-176.

Ishihara, M., et al. (2002). "Quitosano fotocrosslinkable como curativo para oclusão de feridas e acelerador no processo de cura". Biomateriais 23(3): 833-840.

Jridi, M., et al. (2015). "Microestrutura, propriedades reológicas e cicatrizantes de gel à base de colagénio de pele de choco". Int J Biol Macromol 77: 369-374.

Kamel, R., et al. (2013). "Desenvolvimento e avaliação da injecção epidural "inteligente" termoreversível de longa duração carregada com nanoesferas poliméricas secas por spray utilizando desenho experimental" J Drug Target 21(3): 277-290.

Kim, J. E., et al. (2000). "O efeito dos formadores de poros na libertação controlada de cefadroxil a partir de uma matriz de poliuretano". Int J Pharm 201(1): 29-36.

Kozicki, M., et al. (2016). "Hidrogéis feitos de quitosano e nitrato de prata". Polímero de Carbohidrato 140: 74-87.

Kulkarni, A. R., et al. (2001). "In-vitro release kinetics of cefadroxil-loaded sodium alginate interpenetrating network beads". Eur J Pharm Biopharm 51(2): 127-133.

Kumar, M. S., et al. (2008). "Triphala promove a cura de ferida dérmica infectada com doença total". J Surg Res 144(1): 94-101.

Lai, W. F. e M. C. Lin (2009). "Entrega de ácido nucleico com quitosano e seus derivados". J Control Release 134(3): 158-168.

Lee, J. E., et al. (2004). "Effects of the controlled-released TGF-beta 1 from chitosan microspheres on chondrocytes cultured in a collagen/chitosan/glycosaminoglycan scaffold". Biomateriais 25(18): 4163-4173.

Lee, S. H., et al. (2006). "An update of the defensive barrier function of skin". Yonsei Med J 47(3): 293-306.

Lee, Y. S., et al. (2013). "Produção de nanopartículas em micropartículas através de um método de emulsão dupla: um estudo exaustivo". Eur J Pharm Biopharm 83(2): 168-173.

Li, F., et al. (2010). "Células apoptóticas activam o caminho da "elevação da fênix" para promover a cura da ferida e a regeneração dos tecidos". Sinal científico 3(110): ra13.

Li, X., et al. (2015). "Sistema de entrega in situ de peptídeo AP-57 para a cura de feridas cutâneas". Int J Pharm 495(1): 560-571.

Liu, Y., et al. (2013). "Preparação e avaliação de nanopartículas carregadas com lisozima revestidas com ácido poligama-glutâmico e quitosano". Int J Biol Macromol 59: 201207.

Lockhart, L. K., et al. (2001). "Evidência de um papel da fosfolipase C, mas não da fosfolipase A2, na activação plaquetária em resposta a baixas concentrações de colagénio". Thromb Haemost 85(5): 882-889.

Lozano, R., et al. (2012). "Mortalidade global e regional de 235 causas de morte de 20 grupos etários em 1990 e 2010: uma análise sistemática para o Estudo Global da Carga de Doenças 2010". Lancet 380(9859): 2095-2128.

Lu, B., et al. (2017). "Redução in situ de nanopartículas de prata por ácido quitosano-l-glutâmico/ácido hialurónico": Melhoria da actividade antimicrobiana e cicatrizante de feridas". Polímero de Carbohidrato 173: 556-565.

Luan, J., et al. (2012). "Impregnação de sulfadiazina de prata em celulose bacteriana para curativos antimicrobianos e biocompatíveis de feridas". Biomed Mater 7(6): 065006.

Mahmoud, A. A. e A. H. Salama (2016). "Andaimes de Norfloxacina carregados com colagénio/chitosano para reconstrução da pele: Preparação, avaliação e avaliação in-vivo da cicatrização de feridas". Eur J Pharm Sci 83: 155-165.

Miguel, S. P., et al. (2014). "Thermoresponsive chitosan-agarose hydrogel for skin regeneration". Carboidrato Polímero 111: 366-373.

Mohammadpour, D. N., et al. (2012). "Preparação e caracterização in vitro de nanopartículas de quitosano contendo veneno de escorpião Mesobuthus eupeus como um sistema de entrega de antigénio". J Venom Anim Toxins incl Trop Dis 18(1).

Moran, G. J., et al. (2006). "Infecções por S. aureus resistentes à meticilina entre doentes do serviço de urgência". N Engl J Med 355(7): 666-674.

Moritz, S., et al. (2014). "Pensos activos de feridas baseados em nanocelulose bacteriana como sistema de administração de octenidina". Int J Pharm 471(1-2): 45-55.

Mostafa, A. A., et al. (2015). "Fosfato de cálcio nanoamórfico injectável baseado em sistemas de gel in situ para o tratamento de lesões periapicais". Biomed Mater 10(6): 065006.

Ozcelik, B., et al. (2014). "Esponjas de poliéster (etilenoglicol) altamente porosas e mecanicamente robustas como andaimes implantáveis". Acta Biomater 10(6): 27692780.

Pati, R., et al. (2014). "A aplicação tópica de nanopartículas de óxido de zinco reduz a infecção bacteriana da pele em ratos e exibe actividade antibacteriana ao induzir a resposta ao stress oxidativo e a desintegração da membrana celular em macrófagos". Nanomedicina 10(6): 1195-1208.

Phaechamud, T. e J. Charoenteeraboon (2008). "Actividade antibacteriana e libertação de drogas da esponja de quitosana contendo hiclato de doxiciclina". AAPS PharmSciTech 9(3): 829-835.

Plasencia, I., et al. (2007). "Visualização directa dos domínios lipídicos nas membranas lipídicas da pele humana stratum corneum": Efeito do pH e da temperatura". Biofísicos. J. 93: 3142-3155.

Qi, L., et al. (2004). "Preparação e actividade antibacteriana de nanopartículas de quitosano". Carbohydr Res 339(16): 2693-2700.

Raina, H., et al. (2017). "Desenvolvimento de nanopartículas lipídicas sólidas carregadas de efavirenz: Avaliação dos riscos, optimização baseada na qualidade por concepção (QbD) e caracterização físico-química". J Drug Deliv Sci Tech 39 180-191.

Rao, K. P. (1995). "Recentes desenvolvimentos de materiais à base de colagénio para aplicações médicas e sistemas de administração de medicamentos". J Biomater Sci

Polym Ed 7(7): 623-645.

Ruiz-Caro, R. e M. D. Veiga-Ochoa (2009). "Estudo de caracterização e dissolução de sistemas liofilizados de quitosana para libertação controlada de drogas". Moléculas 14(11): 4370-4386.

Sakai, S., et al. (2013). "Penso de hidrogel à base de álcool polivinílico, gelificável na ferida através de uma reacção co-enzimática desencadeada pela glicose no exsudado da ferida". J Mater Chem B 1: 5067-5075

Schmolka, I. R. (1972). "Pele artificial". I. Preparação e propriedades do pluronic F-127 gels para o tratamento de queimaduras". J Biomed Mater Res 6(6): 571-582.

Souto, E. B., et al. (2006). "Comportamento polimórfico de Compritol888 ATO como lípido a granel e como SLN e NLC". J Microencapsul 23(4): 417-433.

Stechmiller, J. K. (2010). "Compreender o papel da nutrição e da cura de feridas". Nutr Clin Pract 25(1): 61-68.

Sun, Y., et al. (2009). "O efeito do peso molecular do quitosano sobre as características das microesferas de quitosano carregadas com metotrexato pulverizado para administração nasal". Drug Dev Ind Pharm 35(3): 379-386.

Tietze, S., et al. (2017). "Um Sistema de Poliplex de Poli(Propilenoimina) Dendrimer-Based Polyplex-System for Single-Chain Antibody-Mediated Targeted Delivery and Cellular Uptake of SiRNA". Pequeno 13.

Tran, N. Q., et al. (2011). "Hidrogéis de quitosana in situ e libertadores de rutina como pensos injectáveis para a cura de feridas dérmicas". Biomacromolecules 12(8): 28722880.

Yang, S. C., et al. (1999). "Body distribution in mice of intravenously injected camptothecin solid lipid nanoparticles and targeting effect on brain". J Control Release 59(3): 299-307.

Yuan, H., et al. (2015). "Desenvolvimento de um novo hidrogel de quitosano elástico e macroporoso para aplicação na cura de feridas". J Control Release 213: e43-44.

Zayed, M. A. e S. M. Abdallah (2004). "Síntese, caracterização e espectros electrónicos de complexos cefadroxil de elementos d-block". Spectrochim Acta A Mol Biomol Spectrosc 60(10): 2215-2224.

Zhang, L., et al. (2008). "Nanopartículas em medicina: aplicações e desenvolvimentos terapêuticos". Clin Pharmacol Ther 83(5): 761-769.

Zhang, Y., et al. (2017). "Indução eficiente da actividade antimicrobiana com sistema de distribuição localizada de medicamentos com nanopartículas de vancomicina (carbonato de trimetileno)". Int J Nanomedicina 12: 1201-1214.

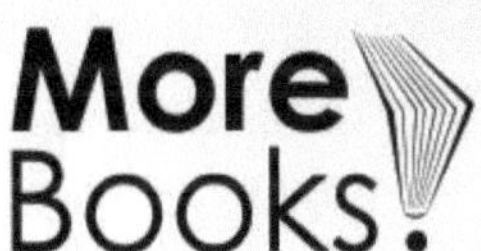

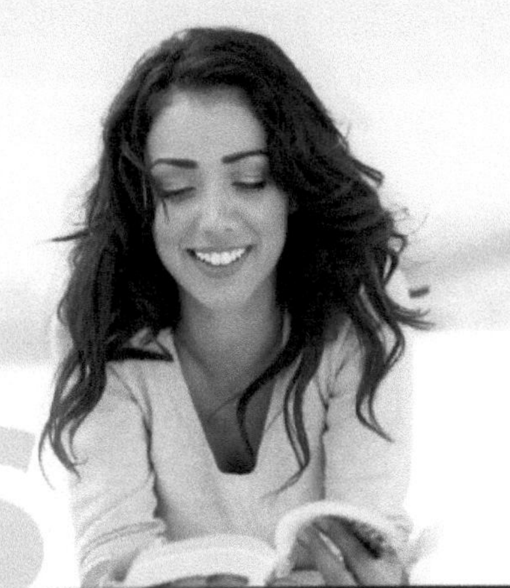

Buy your books fast and straightforward online - at one of world's fastest growing online book stores! Environmentally sound due to Print-on-Demand technologies.

Buy your books online at
www.morebooks.shop

Compre os seus livros mais rápido e diretamente na internet, em uma das livrarias on-line com o maior crescimento no mundo! Produção que protege o meio ambiente através das tecnologias de impressão sob demanda.

Compre os seus livros on-line em
www.morebooks.shop

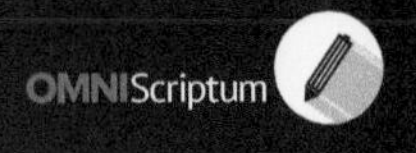

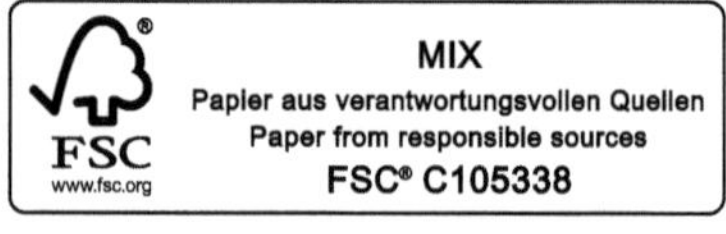

Printed by Books on Demand GmbH, Norderstedt / Germany